AF298304

ESSAI

SUR

LA NATURE INTIME

ET LE

TRAITEMENT DE L'ÉPILEPSIE

PAR LE

Docteur DIMITROPOL

De la Faculté de Paris
Ex-médecin de l'Assistance Publique de Bucarest
Médecin des Chemins de fer Roumains

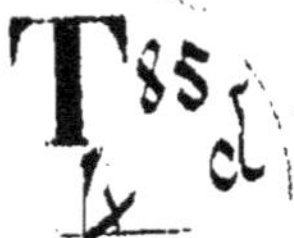

PARIS

A. MALOINE, ÉDITEUR

21, PLACE DE L'ÉCOLE DE MÉDECINE, 21

1897

ESSAI SUR LA NATURE INTIME

ET LE

TRAITEMENT DE L'ÉPILEPSIE

ESSAI

SUR

LA NATURE INTIME

ET LE

TRAITEMENT DE L'ÉPILEPSIE

PAR LE

Docteur DIMITROPOL

De la Faculté de Paris
Ex-médecin de l'Assistance Publique de Bucarest
Médecin des Chemins de fer Roumains

PARIS

A. MALOINE, ÉDITEUR

21, PLACE DE L'ÉCOLE DE MÉDECINE, 21

1897

CHAPITRE PREMIER

—

L'ÉPILEPSIE

———

L'épilepsie doit-elle être considérée comme une maladie à lésions définies et systématisées, ou comme la manifestation d'une auto-intoxication due elle-même au ralentissement de la nutrition ?

Passons d'abord en revue les différentes hypothèses proposées jusqu'à ce jour.

Jusqu'ici, et depuis la plus haute antiquité, un grand nombre de savants admettaient la transmission directe de l'épilepsie, — opinion à laquelle se sont encore ralliées des illustrations médicales, telles que Charcot, Féré, Voisin, Déjerine, etc. Il est vrai que M. Déjerine admet aussi la névropathie générale.

Sans doute on ne peut nier que l'enfant d'un épileptique soit atteint du même mal ; mais de là à conclure à l'hérédité directe il y a loin ; car l'enfant ne naît pas avec la maladie elle-même, mais avec un organisme à nutrition pervertie, terrain propice à l'éclosion ultérieure des troubles morbides.

Comment la transmission directe expliquerait-elle l'apparition dans certains cas du premier accès, à l'époque de la puberté ou même jusqu'à trente ans ?

Je dirai plus : si l'attaque d'épilepsie éclate dès l'enfance, l'hérédité directe n'en est pas plus victorieusement prouvée : les ascendants de l'enfant pouvaient avoir une tare héréditaire caractérisée par une nutrition anormale.

Le corps humain n'est pas un mécanisme dont on supprime ou modifie sans inconvénient quelques parties. Les différents appareils dont il se compose, tous dérivés de la première cellule, doivent, pour la marche régulière de la vie, fonctionner d'un commun accord. Si l'un d'eux dévie de son rôle physiologique, les autres en seront éprouvés également, réagiront pour l'y ramener, sous peine d'être tous atteints.

Or, comme je l'ai dit plus haut, tous nos organes dérivent de cellules, qui, par d'incessantes transformations, arrivent à leur forme définitive. Comment dès lors admettre dans l'espèce, que les

cellules évoluent d'une manière anormale quant
au cerveau, en créant plus tard l'épilepsie, tandis
que les autres organes, engendrés par les mêmes
cellules primitives, seraient absolument intacts.
L'évolution primitive de la cellule étant pervertie,
il s'en suivra fatalement un trouble dans toute
l'économie, une mauvaise nutrition qui entravera
le bon fonctionnement de l'organisme tout entier.

La nutrition s'accomplit à l'insu du cerveau qui
n'est averti que s'il survient un trouble. Celui-ci
n'est lui-même que le réceptacle, l'enregistreur
de toutes les anomalies qui se traduisent à l'exté-
rieur par une foule de symptômes nerveux, tels
que douleurs dans divers organes, suivant les cas,
malaises, inquiétudes et céphalalgies, quand le cerveau est atteint dans sa propre substance. Car
nous ne saurions admettre qu'il soit assez « faible
d'esprit » pour se commander lui-même une gas-
tralgie ou une migraine. Toutes les facultés innées
du cerveau, — intelligence, mémoire, sensi-
bilité, — de quelque valeur qu'elles soient, dé-
pendent de sa composition, et subissent, il faut le
remarquer, le contre-coup des altérations de tous
les organes de l'économie ; elles sont altérées en
même temps que la nutrition qui résume et em-
brasse tout. A ce sujet on ne saurait trop admirer
ces belles paroles du très illustre et très regretté

professeur Ball : « La folie, disait-il, est une maladie de l'être tout entier ».

De ce que nous venons de dire, il résulte qu'une harmonie complète doit régner entre chaque organe pour leur bon fonctionnement général, et que tous se ressentent de l'absence ou de l'insuffisance d'un seul. A l'appui de l'opinion que nous avançons, on peut citer l'influence défavorable qu'exerce sur l'économie tout entière la suppression d'une seul organe, tel que le testicule, par exemple.

Ce chapitre de la suppression des organes a été magistralement traité par M. Charrin (¹). N'osant pas l'aborder, nous nous contentons d'y renvoyer le lecteur.

Comme l'on voit, si le jeu des organes est parfait, et si la nutrition s'accomplit normalement, ni le cerveau ni le reste de l'économie n'ont rien à redouter. Nous nous refusons donc à admettre l'opinion de ceux qui croient à l'hérédité directe de l'épilepsie, et qui prétendent qu'elle est due à une irritabilité particulière et innée du cerveau. En d'autres termes, cet organe serait pour eux, le « locus minoris resistentiae » de l'organisme ; mais

____

(¹) *Poisons de l'organisme et poisons des tissus.* Paris, 1895.

ils se gardent bien d'en donner l'explication.

Comment ! Est-ce que les cerveaux de Jules César, de Mahomet, de J. J. Rousseau, de Napoléon I⁰ʳ, de Gustave Flaubert, tous notoirement épileptiques, étaient la partie la plus faible de leur organisme ? Ce serait soutenir l'impossible.

Le cerveau n'est pas doué d'une irritabilité particulière et innée ; il est tout simplement irrité par les agents nocifs qu'engendre une mauvaise nutrition. Ces agents, que nous étudierons plus loin, ne sont l'origine d'aucun symptôme alarmant, quand ils pénètrent dans certains organes ; mais il n'en est plus de même lorsqu'ils entrent en contact avec un organe plus sensible que les autres (que le gros intestin, par exemple), avec l'organe noble par excellence, le cerveau. Celui-ci devient donc irritable, mais il ne l'est pas en naissant. Ainsi la cause immédiate de l'épilepsie n'est donc pas dans le cerveau, mais dans l'économie tout entière. Le cerveau n'en est que le siège. On n'est pas nerveux en naissant, encore moins épileptique ; on le devient ; et comme le dit fort bien M. Bouchard, à propos de la goutte : « On n'est pas goutteux en naissant même fils de goutteux, on est seulement prédisposé à le devenir comme tous les fils d'arthritiques ».

Voilà donc quelques arguments contre l'hérédité directe de l'épilepsie.

Passons maintenant à d'autres preuves, à l'appui de notre opinion que l'épilepsie ne doit être considérée que comme résultant du ralentissement de la nutrition.

Il est certain que l'épilepsie éclate souvent à l'époque de la puberté (et même si elle fait son apparition plus tôt, notre opinion n'en sera pas modifiée). Pourquoi ? — Nous estimons que, jusqu'à ce moment, l'assimilation étant supérieure à la désassimilation, — puisque les cellules de l'organisme sont en voie de croissance, — la quantité des déchets est très insignifiante relativement à l'apport. Un enfant de 10 ou 14 ans, bien qu'entaché d'arthritisme, et ayant provisoirement de bons organes, ingère parfois beaucoup plus qu'un jeune homme bien portant de 17 ou 18 ans ; cependant, ni la quantité ni la densité de l'urine ne sont en rapport avec les ingesta, attendu qu'à cet âge, comme je l'ai indiqué, l'assimilation prédomine sur les autres actes. Au moment où la croissance est achevée qu'arrive-t-il ? L'enfant, étant issu de parents tarés, ayant par conséquent hérité d'une nutrition viciée en même temps que d'émonctoires défectueux, à cet âge où tous les actes de la nutrition doivent s'accomplir parallèle-

ment et presque simultanément, il s'en suit que
le grand nombre des déchets provenant soit
des voies digestives, soit de l'intimité des tissus,
résultant pour la plupart de la désassimilation imparfaite qu'engendre le ralentissement de la nutrition, les excreta (acides uriques, oxaluriques,
créatines, créatinines, composés xantiques, matières colorantes et extractives, ptomaïnes, leuco-
maïnes, etc.) sont charriés par le sang, en quantité
anormale, et le mauvais état des émonctoires, en-
travant leur sortie, ils encombrent l'organisme,
agissent comme des poisons, enfin donnent naissance à une foule de symptômes, et probablement
à l'attaque d'épilepsie lorsqu'ils atteignent l'encéphale.

Pour établir sur des bases solides notre opinion,
que tous les épileptiques sont des ralentis, que le
mal dont ils souffrent est dû à une auto-intoxication, nous allons étudier le rôle des maladies intercurrentes fébriles, tenter d'expliquer en quoi
consiste leur influence favorable et passagèrement
salutaire sur l'épilepsie, dont elles font disparaître les symptômes, dont elles espacent les accès.

Plusieurs opinions sont ici en présence : quelques
auteurs attribuent cette influence favorable à une
détente du système nerveux, dont aucune démons-
tration, il est vrai, n'a été donnée.

M. Pierre Marie croit que « l'épilepsie est presque toujours d'origine infectieuse (intoxication exceptée peut-être). Elle se trouve influencée par d'autres maladies infectieuses. Cette influence ne peut s'exercer que d'une façon indirecte grâce aux toxines produites par ces maladies. C'est là une indication formelle au point de vue d'une thérapeutique nouvelle à instituer contre l'épilepsie ; la nature nous montre le chemin, suivons-le. Inoculer telle maladie infectieuse en bloc aux épileptiques, il n'y faut pas songer, le remède serait à la fois trop incertain et trop dangereux ; mais on peut leur injecter les toxines produites par la culture de tel ou tel microbe (¹) ».

Je ne saurais, avec M. Marie, attribuer aux toxines le rôle salutaire des maladies intercurrentes fébriles. Il n'est pas nécessaire de s'adresser toujours aux microbes pour se rendre compte et pour interpréter les phénomènes morbides.

A ce propos je ne saurais mieux faire que de citer les belles paroles de M. Charrin (²). Après avoir passé en revue les poisons d'origine alimentaire digestive cellulaire, et mis en lumière leur rôle nocif sur la respiration, la circulation, le né-

---

(¹) *Sem. Médicale,* 1892.
(²) *Poisons de l'organisme.*

vraxe, le tube digestif, etc. etc., M. Charrin termine en disant : « En présence de ces données, on demeure surpris de voir de nombreux médecins, en toutes circonstances, ne songer sans cesse qu'aux bactéries. Certes, nul plus que moi ne proclame l'immense importance de la bactériologie, hors celle plus modeste des réactions nerveuses, des dystrophies élémentaires, autonomes. Néanmoins, il y a autre chose. Il y a, en particulier, cette capitale doctrine des auto-intoxications, qui s'édifie parallèlement à la bactériologie ; puis à côté d'elle, les sécrétions internes ».

Puis, plus loin :

« Au point où nous en sommes, il convient de remonter plus haut, jusque dans la profondeur des organes pour aller étudier dans leurs sources reculées, comme les plus abondantes, les poisons des tissus ».

La preuve la plus concluante, réfutant la théorie de M. Marie, c'est que les maladies non fébriles, et pourtant bacillaires, n'exercent aucune « action favorable » sur l'épilepsie. Un coryza, même légèrement fébrile, une amygdalite suppurée, une gastrite, une diarrhée n'apportent nul soulagement et ne jouent pas de rôle salutaire dans la marche de l'épilepsie.

En outre, vu son mauvais état digestif, et les

microbes aidant, tout épileptique fabrique une certaine quantité de toxines. Comment expliquer leur action bienfaisante, si ce n'est par une sorte de neutralisation réciproque dont profite le malade ? Cette explication n'est donc pas suffisamment probante.

Nous croyons que si les maladies intercurrentes fébriles ont une action favorable sur l'épilepsie, c'est que la fièvre accélère passagèrement la nutrition, augmentant ainsi les oxydations des déchets, lesquels ne sont pas arrivés à leur terme d'évolution. Brûlés ou non, ces produits sont éliminés par les émonctoires dont le jeu est activé par la fièvre.

Nous trouvons la preuve de cette accélération de la nutrition dans l'augmentation du taux de l'urée, puisqu'en pareille circonstance il est démontré qu'elle peut s'élever jusqu'à 30 et même 35 grammes en vingt-quatre heures, malgré la diète naturellement imposée au malade.

Il est possible, — et nous n'en disconvenons pas — que des déchets soient incomplètement brûlés. C'est que la désassimilation étant très accrue avec la fièvre, la combustion qui se produit dans les tissus ne saurait pourtant suffire pour amener tous les déchets à leur terme.

Du jeu des émonctoires, activé par la fièvre, de

l'urée considérablement accrue (diurétique naturel très puissant), il résulte que tous les produits nocifs sont éliminés par les reins ; d'autres s'échappent par le reste des émonctoires : l'organisme se trouve alors dégagé de ces agents toxiques, et l'épileptique, plus à l'aise dans son état général, voit ses crises s'espacer, avec très peu de symptômes intercalaires.

Pour appuyer davantage notre opinion, qu'il nous soit permis de faire un rapprochement entre l'influence favorable des maladies fébriles sur l'épilepsie et celle non moins favorable de la fièvre goutteuse sur l'organisme d'un goutteux, et sur la marche ultérieure de cette manifestation de l'arthristisme. Il est de toute évidence qu'après un accès de goutte, le malade se porte mieux. « La fièvre confère aux goutteux le caractère d'une crise favorable, d'un acte salutaire. » M. le professeur Bouchard insiste sur le rôle utile de la fièvre goutteuse : « elle élimine, elle détruit l'acide urique : elle l'élimine par les urines, elle le détruit dans le sang et dans les tissus enflammés. Les urines des premiers jours renferment, quoi qu'on en dise, une quantité très exagérée d'acide urique. Le sang qui, dans les premiers jours, charriait un excès de cet acide n'en contient plus d'une façon appréciable après l'attaque ». M. Lecorché soutient avec raison que le chiffre de l'acide urique baisse sensiblement dans les urines avant l'accès de goutte ; diminution qui coïncide avec une surcharge du sang, le rein étant, à ce moment, peu perméable, et les produits incomplètement oxydés d'une nutrition ralentie, s'accumulant dans l'organisme, y donnant naissance à tous ces malaises dont se plaignent les goutteux, et qui ne disparaissent que par l'intervention de la fièvre.

Que peut-on conclure de cette admirable et solide argumentation de M. Bouchard ? On y trouve, en premier lieu, l'explication de la fièvre, que l'on ne peut attribuer qu'à l'infection de l'organisme, et à son auto-intoxication par l'acide urique. Ce qui est digne de remarque, ce qui plaide en faveur de notre opinion, sur la nature intime de l'épilepsie, c'est que tous les symptômes nerveux qui précèdent l'accès de goutte : malaises, céphalées, irritabilité générale, changement du caractère, amoindrissement de la capacité du travail cérébral, affaiblissement de la mémoire, symptomes qui précèdent aussi l'accès épileptique, disparaissent comme par enchantement lorsque l'accès éclate, tandis que, si un accès intense de goutte avorte, brusquement, des accidents formidables ont lieu. La mort subite est parfois la conséquence de cette goutte rétrocédée.

Remarquons en passant que, dans la goutte chronique, tout comme dans l'épilepsie, les maladies intercurrentes apyrétiques n'ont, d'après M. Bouchard, aucune influence favorable, « sans doute parce qu'elles n'exercent aucune influence sur l'accélération de la nutrition, et le jeu des émonctoires, comme le font les maladies pyrétiques (¹) ».

Il est clair que la mort subite dans les accès avortés de goutte ne peut être attribuée qu'à une intoxication de l'organisme par l'acide urique dont le taux peut monter jusqu'à 4 à 5 grammes dans les urines de vingt-quatre heures. Nous devons ajouter que dans l'épilepsie on ne peut incriminer uniquement l'acide urique, bien que Pœhl l'ait trouvé en accroissement dans l'épilepsie, la chorée, la neurasthénie et la migraine. En effet, dans la fièvre goutteuse, malgré sa quantité plus considérable, on ne voit jamais des convulsions.

En donnant un grand développement à l'influence favorable des maladies fébriles sur la marche de l'épilepsie, en rapprochant cette même influence de celle sur la goutte chronique, nous avons voulu prouver que l'épilepsie n'est en somme

---

(¹) Le Gendre. — Traité de Méd. Charcot, Bouchard, etc.

2

qu'un syndrôme, une manifestation du ralentissement de la nutrition puisque son accélération, par les maladies intercurrentes fébriles, produit une guérison relative.

A l'appui de notre opinion, d'autres faits semblent prouver que l'épilepsie relève de l'arthritisme : d'abord le mauvais état de tous les organes dû à cette même diathèse ; la dyspepsie gastro-intestinale engendre des produits toxiques ; en outre, l'atonie gastro-intestinale qui est la règle chez les épileptiques, donne naissance à des fermentations putrides, à des toxalbumines, acides gras, volatiles ou non, à des principes ammoniacaux issus du fonctionnement d'une foule de bactéries. Nous croyons inutile d'énumérer tous les produits toxiques digestifs si bien étudiés par MM. Gauthier, Charrin, et autres.

Le foie de son côté fonctionne mal et ne sécrète plus assez de bile, cet antiseptique naturel qui facilite les garde-robes. En outre, son rôle antitoxique s'exerce moins à l'égard des toxines engendrées par le mauvais état gastro-intestinal ; sa fonction uropoiétique elle-même est compromise, et l'organisme tout entier se ressent du mauvais fonctionnement hépatique.

Passons aux émonctoires.

Le rein, chez l'épileptique, — les autopsies le démontrent — est un peu altéré, donc insuffisant. Les déchets, imparfaitement oxydés, ont irrité son paranchyme et atteint sa perméabilité.

On peut trouver la preuve de ce que nous avançons dans la moindre quantité de l'urine (car on sait que l'irritation du rein diminue la quantité excrétée), dans la diminution du pouvoir toxique très inférieur à ce qu'il est chez l'homme bien portant. En principe, plus l'urine est toxique, plus l'organisme y gagne ; et, comme le dit fort bien M. le Professeur Dieulafoy, à propos de l'uré-mie, « ce n'est pas ce qui passe au travers des reins, c'est ce qui ne passe pas », qui constitue le danger.

Dans les maladies infectieuses, la toxicité urinaire est excessive, et c'est au moment où elle faiblit que le malade est en danger. Il en est de même dans l'épilepsie : tant que les urines sont d'une densité, d'une coloration à peu près normale, le sujet ne présente que peut ou pas de symptômes intercalaires ; cette densité, cette coloration vient-elle à diminuer, l'épileptique s'en ressent et présente de légers symptômes : céphalée, malaise, indispositions, secousses musculaires, etc. Contrairement à ce que pense M. Féré, nous croyons que les urines ante-épileptiques sont beaucoup moins toxiques que les post-épileptiques.

Nos observations personnelles, et ce qui se passe dans d'autres maladies, l'urémie, par exemple, tendent à le démontrer : en effet, il est établi qu'avant les convulsions urémiques, les urines sont très peu chargées ; en outre, l'expérimentation a montré qu'elles sont très peu toxiques à cause justement de l'imperméabilité du rein, qui en élimine très peu. Nous croyons que les choses lse passent de même dans l'épilepsie, attendu que es urines anté-épileptiques sont très-claires. Comment dès lors concilier cette clarté avec la toxicité ? Il est évident, sauf pour le diabète, que plus les urines sont foncées, plus elles sont chargées. Or, après l'accès, et même pendant quelques jours, les urines sont peut-être cinq fois plus foncées qu'avant. Il est déjà vraisemblable que leur toxicité a varié dans le même sens. Nous nous souvenons avoir fait analyser les urines post-épileptiques de trois malades, et y avoir constaté l'augmentation du chiffre de l'acide urique, ainsi qu'une grande quantité de matières colorantes et extractives. Notre ami le professeur Obréja, de Bucharest, a également observé que la toxicité urinaire augmente notablement après l'accès ; et il donne en même temps à cet égard des détails très circonstanciés.

En résumé, nous croyons dans l'épilepsie à une

légère insuffisance rénale, insuffisance que déter-
minent par irritation les produits toxiques qui le
traversent incessamment.

Du reste, MM. Claus et Van der Stricht (¹), dans
un ouvrage très consciencieusement fait, affirment
avoir rencontré des reins un peu dégénérés à l'autopsie des épileptiques.

Passons maintenant à l'étude des autres émonctoires : la peau et l'intestin qui, seuls avec le rein,
ont quelque importance à l'égard des sécrétions et
des excrétions.

Les fonctions de la peau sont notablement di-
minuées : chez presque tous les épileptiques, elle
est sèche, dure, écailleuse, envahie par l'acné, la
furonculose, l'ecthyma, dûs à l'élimination des
divers acides gras et autres produits toxiques.

Les fonctions intestimales sont très lentes à
s'accomplir, et la constipation est de règle chez les
épileptiques, même s'ils ne sont pas constipés
d'apparence ; car, il ne suffit pas d'avoir des selles
journalières pour se croire le ventre libre ; les
épileptiques ayant de mauvaises voies digestives, il
est vraisemblable que chez eux les matières à ex-
pulser sont en quantité plus considérable que

(¹) *Pathogénie et traitement de l'épilepsie*, 1884.

chez un être normal. Or, il est indiscutable que le besoin d'évacuer se produit seulement lorsque les matières arrivent dans le rectum ; il n'en sort que ce qui s'y trouve et le reste séjourne dans le gros intestin ; les produits toxiques sont donc résorbés.

A ce propos, nous ajoutons qu'il existe beaucoup de gens constipés qui, étant exempts de toute tare héréditaire, ne s'en portent pas plus mal. Le pourquoi, le voici. Vraisemblablement, n'ayant aucune diathèse, entr'autre pas d'arthritisme, par conséquent pourvus de bons émonctoires, ils éliminent tous les produits toxiques résorbés dans l'économie. Ainsi le bon ou le mauvais état des émonctoires est d'importance décisive, et la nature leur confère un rôle extrêmement utile : celui d'agent de défense contre tant d'agresseurs exogènes et surout endogènes,

En résumé, nous pensons que l'épilepsie, dans sa nature intime, n'est qu'un syndrome dû à une auto-intoxication qui relève du ralentissement de la nutrition. Tous les épileptiques sont des ralentis ; et s'il se trouve parmi eux des lymphatiques et des scrofuleux, c'est qu'ils appartiennent pour une certaine part au ralentissement de la nutrition (Bouchard). Beaucoup d'auteurs rangent l'hystérie, la chorée, la neurasthénie (Vigouroux) dans la dans la diathèse arthritique. Pouquoi n'en serait-il pas de même de l'épilepsie qui n'est en somme que la quintessence des névroses ?

On a attribué un rôle étiologique aux maladies infectieuses dans l'éclosion de l'épilepsie. Nous ne pensons pas que les microbes ou leurs toxines agissent sur le système nerveux d'une façon immédiate ; et ce n'est qu'en troublant la nutrition que ces maladies préparent le terrain propice à son apparition ; car, comment expliquer autrement l'intervalle quelquefois très long entre la maladie contagieuse et le premier accès d'épilepsie. « A l'époque de ces désordres, — dit M. Charrin, en parlant des suites et des conséquences des maladies infectieuses, — les cellules de l'organisme se sont trouvées blessées physiquement ou chimiquement ; la réaction n'a pas été suffisante pour les ramener à l'état normal. Une fois déviées dans leur nutrition, ces cellules ont continué leur évolution dans un sens pathologique [1]. »

---

[1] Charrin. — *Tr. de Méd. Int.* Charcot, Bouchard et Brissaut.

CHAPITRE II

—

LA DIATHÈSE ARTHRITIQUE

———

Nous arrivons maintenant à une question bien délicate et qui peut, à juste titre, soulever bien des objections.

Si l'épilepsie est une manifestation de la diathèse arthritique, pourquoi est-elle beaucoup plus rare que les autres manifestations de cette diathèse : goutte, diabète, rhumatisme, gravelle, lithiase biliaire, etc, etc. ? Si, en effet, l'épilepsie est plus rare que les autres manifestations de l'arthritisme, c'est que, vraisemblablement, les agents nocifs de ces autres manifestations se concrétisent, se cristallisent, se déversent et s'amassent dans certaines parties de l'organisme. L'économie en étant débarrassée, les organes n'étant plus baignés par eux, il en résulte pour l'état général, provisoirement bien entendu, une sorte d'accalmie, et pour le diathésique un temps d'arrêt dans son auto-intoxication. Prenons un exemple : l'acide urique, par un mécanisme qu'il ne m'appartient pas d'examiner ici, seul ou combiné à la soude, se précipite dans le rein, donnant naissance à des concrétions plus ou moins volumineuses, il en résulte des accidents locaux ; mais l'état général reste satisfaisant, grâce à la localisation rénale de l'acide urique en excès. A ce propos, qu'on me permette de citer un cas appartenant à l'histoire : Napoléon I⁰ʳ était notoirement épileptique ; or, dès qu'il eut la gravelle, les accès d'épilepsie devinrent de plus en plus rares et finirent même par disparaître ; c'est un cancer de l'estomac qui emporta le Grand Empereur. Eh bien ! ce cas n'est-il pas suggestif ?

Il en est de même de la goutte où l'acide urique s'accumule dans les articulations, donnant naissance, en se combinant à la soude, aux tophus ; de plus, l'organisme se débarrasse de l'excès d'acide urique par les accès goutteux fébriles, dans lesquels la nutrition et le jeu des émonctoires activés comburent, transforment et éliminent cet excès. Un fait analogue se produit dans la lithiase biliaire, dans le rhumatisme, dans les maladies de la peau, dans la fluxion hémorroïdale, qui, toutes, remplissent le rôle de soupape de sûreté à l'égard de l'organisme.

En est-il de même dans l'épilepsie ? En d'autres termes, les épileptiques ont-ils quelques-unes des grandes manifestations que nous avons citées de l'arthritisme ? Nous répondrons à cela que la plupart des épileptiques ne présentent aucun de ces grands accidents de cette diathèse, et que s'ils en ont, les accès deviennent de plus en plus rares, et finissent même par disparaître (tel le cas de Napoléon Ier), surtout quand ces accidents sont très accentués. Nos observations personnelles, au nombre de six appartenant à des épileptiques avérés (deux eczémas humides, trois fluxions hémorroïdales et un cas de gravelle), portent à supposer que l'amélioration remarquée dans l'état des épileptiques est due à ces échappatoires. En revanche, presque tous ces épileptiques portent des signes manifestes d'arthritisme, et nous trouvons inutile d'y insister. Qu'il nous suffise de dire que chez eux, par suite d'une mauvaise nutrition et d'une élimination imparfaite, les agents toxiques sont charriés par le sang qu'ils adultèrent ; et, comme d'autre part il existe une étroite corrélation entre la composition du sang et le parfait fonctionnement des organes, il en résulte des phénomènes morbides d'auto-intoxication tels que :

troubles gastro-intestinaux, palpitations, céphalées, migraines, que quelques auteurs ont vu
se transformer en épilepsie ; un pas de plus l'épilepsie peut apparaître et s'ajouter aux symptômes
précédemment énumérés.

CHAPITRE III

—

PATHOGÉNIE DE L'ÉPILEPSIE

———

Examinons maintenant la période intercalaire de l'épilepsie. Il est évident qu'entre les accès, beaucoup d'épileptiques assistent à des symptômes qui témoignent du trouble de presque tout leur organisme, troubles variés, tels que : inappétence, constipation, pesanteurs hépatiques, douleurs lombaires, coïncidant quelquefois avec des urines chargées, secousses musculaires, palpitations, céphalées, bourdonnements d'oreilles, etc., etc. Eh bien ! n'y a-t-il pas lieu de faire un rapprochement entre tous ces symptômes et les petits accidents du brightisme si bien décrits par le professeur Dieulafoy ? Ne voit-on pas dans les deux cas une auto-intoxication due à une élimination défectueuse des produits toxiques, élaborée par l'économie entière ? Il est évident que la cause est différente.

Nous abordons maintenant la fréquence plus ou moins grande des accès. Pourquoi, dans un temps donné, un épileptique a-t-il plus d'accès qu'un autre ? D'après notre opinion, sur la pathogénie de l'épilepsie (auto-intoxication et élimination incomplète des agents toxiques), nous pensons que l'épileptique dont les émonctoires sont relativement en bon état, et dont la nutrition n'est pas trop défectueuse a plus de chance d'espacer ses accès, et même de les diminuer d'intensité qu'un autre dont la nutrition sera ralentie, et dont les émonctoires fonctionneront plus mal ; et si la nutrition et les émonctoires sont encore plus altérés, alors apparaissent des accès accompagnés de symptômes terribles, capables à un certain moment d'emporter le malade ou d'évoluer vers la folie. Comme on le voit, à l'instar des autres manifestations arthritiques, l'épilepsie revêt plusieurs formes cliniques.

CHAPITRE IV

—

ANATOMIE ET PHYSIOLOGIE PATHOLOGIQUES

Presque tous les auteurs sont d'accord pour admettre que l'épilepsie ne repose sur aucune lésion anatomique et que les lésions constatées à l'autopsie sont insuffisantes pour expliquer la maladie, ses formes cliniques diverses et ses intermittences.

Meynert prétend avoir trouvé chez beaucoup d'épileptiques des altérations de la corne d'Ammon ; mais cette altération est inconstante et ne saurait expliquer la pathogénie du mal comitial. M. Chaslin prétend que l'épilepsie est due à la sclérose névroglique de quelques points de l'encéphale, en particulier des cornes d'Ammon et des olives ; sclérose attribuée par cet auteur à « une lésion de développement ou d'évolution », à cause du rôle important, dit-il, joué par l'hérédité dans l'épilepsie.

MM. Féré, P. Marie, Déjerine, se sont ralliés à cette opinion ; MM. Blocq et Marinesco pensent que, « loin d'être primitives, ces lésions sont au contraire secondaires, ou mieux consécutives aux attaques. » Cependant ils ajoutent que : « 1° Dans un certain nombre de cas, il n'existe pas de lésions appréciables du système nerveux ; 2° lorsqu'on observe des lésions, elles sont très variables ; 3° les lésions les plus constantes, lorsqu'on en trouve, siègent dans la zone psycho-motrice et sont caractérisées ; a) par des altérations vasculaires ; et b) par l'hyperplasie de la névroglie tantôt à la surface de l'écorce, tantôt dans sa profondeur ». — Il est à remarquer que presque toutes les conclusions des auteurs tendent à établir que le processus anatomique est de nature vasculaire.

MM. Claus et Van der Stricht soutiennent également que les altérations sont fréquentes surtout au niveau de la zone psycho-motrice, et que les fibres nerveuses, les vaisseaux sanguins et la névroglie sont le siège de lésions de dégénérescence et d'inflammation,

Nous ne pouvons nous rallier, quant à l'interprétation de ces lésions, à aucune des opinions que nous venons de citer, et pour plusieurs raisons. 1° Les lésions décrites — et j'omets à dessein les épilepsies sans lésions appréciables — ne sauraient expliquer, comme l'ont soutenu du reste plusieurs auteurs, l'intermittence et encore moins la variété des attaques parfois distantes de 5 ou 6 mois et même plus, ce que l'on ne rencontre dans aucune maladie à lésions.

2° Il est indiscutable qu'il y a des épileptiques qui ont traîné leur mal pendant 40 et même 50 ans ; y a-t-il une seule maladie nerveuse à lésions bien caractérisées et bien définies qui ait pareille durée ?

3° Il est certain que l'intelligence et même le génie sont très compatibles avec l'épilepsie : Napoléon Ier, Rousseau, Mahomet, Jules César, Gustave Flaubert, etc., en sont des exemples. Ces faits donnent, pensons-nous, un démenti aux lésions primitives et à la pathogénie rattachée à ces mêmes lésions.

4° L'épilepsie se transforme parfois en folie, revêtant plusieurs formes, dont les lésions sont plus accentuées que dans la maladie dont elles dérivent, et qui peuvent durer des années entières.

Nous concluons en disant que toutes les lésions constatées sont de trop minime importance pour donner naissance à l'épilepsie et provoquer la mort. Sans doute ces lésions existent, et nul ne saurait les contester, mais ce ne sont pas des causes premières. Il est très probable qu'elles diminuent fortement entre les attaques ; lorsqu'elles subsistent pendant la période intercalaire, elles sont peu importantes, et dues vraisemblablement à une légère lésion vasculaire et névroglique engendrée elle-même par l'arthritisme. Les éléments nobles du cerveau reviennent à leur état normal, comme dans d'autres maladies à accès.

Nous pensons pour notre part que toutes ces lésions qu'on a observées sont provoquées par une intoxication toute progressive du cerveau déterminant de l'artérite, de la capillarite, l'inflammation de la névroglie, et, par répercussion, une très légère atteinte des éléments nobles du cerveau, aussi bien qu'une altération du foie et des reins, puisque tous ces organes sont nourris par un sang vicié dans sa composition ; du reste, les altérations décrites par tous les auteurs sus-nommés ne sont en somme que des lésions ébauchées d'artériosclérose provoquées elles-mêmes par l'irritation continuelle due à ces mêmes agents toxiques, tout comme dans la goutte et presque toutes les manifestations de l'arthritisme. En outre, la rougeur des méninges et de l'encéphale, le piqueté hémorrhagique observés dans quelques autopsies, sont très probablement de date récente, peut-être contemporains de l'attaque.

Nous pensons que cette inflammation de l'encéphale et des méninges doit être attribuée à
l'urémie tout comme la mort survenant au
cours d'une crise épileptique. Expliquons-nous :
quelques jours avant l'éclosion d'une forte attaque
on remarque chez le sujet qui en sera la proie
quelques prodromes tels que céphalalgies persis-
tantes et constrictives, irritabilité extrême, manque
d'aptitude au travail cérébral, palpitations, bourdonnements et sifflements d'oreilles, vertiges légers,
insomnies, etc., etc.

Ces prodromes effleurant tout l'organisme n'in-
diquent-ils pas une intoxication générale, et ne
ressemblent-ils pas étrangement aux prodrômes de
l'urémie ? Et les cas où l'urémie éclate brusquement, ne sont-ils pas comparable aux crises épileptiques ? Non seulement les prodromes sont
identiques, mais les fortes attaques d'épilepsie ne
diffèrent en rien des convulsions épileptiformes de
l'urémie grave. On a voulu cependant établir
quelques nuances différentielles : « Le cri initial
fait défaut dans l'urémie, la prédominance unilatérale est moins accusée et la température est au
dessous de la normale » (Jaccoud).

Nous répondrons à ceci que l'élévation ther-
mique dans l'urémie comme dans l'épilepsie ne
s'observe qu'en committance avec des convulsions

très accentuées et d'une durée exceptionnelle ; quant aux deux autres symptômes : cri initial et prédominance unilatérale, ils sont de peu d'importance : d'ailleurs, il n'est pas de maladie qui ne diffère d'un individu à l'autre : chacun fait sa maladie comme il peut.

Il existe encore d'autres formes cliniques se rencontrant dans les deux syndrômes et qui militent en faveur de notre opinion, ce sont : le délire, les dispositions maniaques, les hallucinations, etc., etc. De plus, les symptômes consécutifs aux deux attaques sont semblables : bouche pâteuse, inappetence, malaise général, céphalalgie, etc. ; mentionnons encore l'albumine et quelques cylindres hyalins trouvés dans l'urine post-épileptique ; nous pouvons ajouter encore les sueurs fétides et même ammoniacales signalées par quelques auteurs.

Que peut-on conclure de tout cela ? Ce que nous venons d'exposer ne suffit-il pas à démontrer la parfaite ressemblance entre l'épilepsie et l'urémie, dues toutes les deux à une auto-intoxication par dépuration urinaire insuffisante. Seule, la cause de cette dépuration est différente et nous n'y insisterons pas ; qu'il nous suffise de rappeler que dans les deux cas la mort survient lorsque les produits toxiques baignent surabondamment et par suite irritent fortement la couche corticale du cerveau. Voilà pour le point de départ. Nous ne pouvons que nous rallier à l'opinion de Kusmaül et de Tenner qui soutiennent que les convulsions épileptiformes se produisent par anémie générale du cerveau, et, en effet, Fleischer n'a-t-il pas constaté qu'en liant les urètères ou en extirpant les reins on provoque l'urémie et que dans ces cas on observe une anémie très prononcée du cerveau et de la moelle due vraisemblablement à l'accumulation des produits toxiques ? Nous nous refusons donc à partager l'opinion de la plupart des auteurs en vertu de laquelle l'épilepsie serait une maladie essentielle, *sine materia*. Parce qu'on ne trouve quelquefois rien de visible à l'autopsie et pouvant expliquer la mort, est-on en droit de conclure à une affection *sine materia* ? Certainement non, et dans l'espèce si on avait examiné le sang des épileptiques avant et après l'accès on y aurait sûrement trouvé, et en abondance, des déchets organiques bien suffisants pour expliquer la mort.

Quant à la fièvre épileptique que certains auteurs rangent dans les fièvres d'ordre psychique (?) nous pensons que, comme la fièvre goutteuse et la fièvre urémique, elle résulte également de l'auto-intoxication. Les ressemblances et les rapprochements de ces trois syndromes sont tels que nul ne pourra les infirmer.

CHAPITRE V

TRAITEMENT

Un fait se dégage de ce que nous venons d'exposer : c'est que l'épilepsie, provoquée par un ralentissement de la nutrition, sera combattue en relevant cette nutrition, en l'accélérant ; et pour ce faire à quels moyens nous adresserons-nous ? Userons-nous des moyens que la nature nous donne, ou bien nous adresserons-nous à la thérapeutique ? Nous pensons qu'il faut allier les deux.

Eu égard au rôle salutaire des maladies fébriles sur l'épilepsie, M. Pierre Marie croit que « l'innoculation de telles ou telles maladies infectieuses en bloc aux épileptiques serait un remède à la fois trop incertain et trop dangereux », mais on peut, ajoute-t-il, leur injecter la toxine produite par la culture de tel ou tel microbe.

Nous pensons qu'il serait inutile de nous adresser aux toxines quand nous avons sous la main la fièvre intermittente et que nous pouvons la donner aux malades soit en les envoyant dans les pays marécageux, soit par transmission d'homme à homme par infection intra-veineuse. Ce remède, les expériences l'ont prouvé, ne serait, pensons-nous, nullement dangereux. Il est certes fâcheux qu'on ne puisse essayer, en France, le traitement de l'épilepsie par la fièvre intermittente, pour la raison qu'elle y est excessivement rare ; mais il n'en est plus de même en Italie, en Roumanie et autres pays où la fièvre règne en permanence. Nous avons envoyé dans une contrée marécageuse trois femmes hystériques et deux épileptiques ; eh bien ! toutes les cinq, après cinq ou six accès de fièvre intermittente dans l'espace de quarante jours, ont ressenti un bien-être très appréciable et n'ont présenté que des symptômes insignifiants. Si nous proposons la fièvre intermittente, c'est que durant les accès la nutrition est bien accélérée, le chiffre de l'urée accru sensiblement (Regnard) et les autres déchets moins nombreux que dans les autres maladies infectieuses.

Nous avons mis en pratique d'autres moyens avec des résultats favorables, ce sont les suivants :

1° Des inhalations d'oxygène (quelques litres tous les trois ou quatre jours).

2° On enveloppe le malade dans des draps mouillés d'une eau à la température de 22-23° pendant une demi-heure ; ce faisant, on remplit un double but : on active d'abord la circulation, d'où échanges plus actifs ; de plus, le drap se réchauffant bientôt joue le rôle d'un calmant.

3° Pour activer les fonctions du foie et du rein, tout en débarrassant le gros intestin, nous employons des lavements de 1000 à 1500 gr.

Nous joignons à cela l'administration de purgatifs salins tous les sept jours ; médication alcaline et benzo-naphtol comme désinfectant intestinal.

Régime : lait, végétaux et viandes blanches.

Voilà pour le traitement que nous employons personnellement (sauf bien entendu la transmission de la fièvre intermittente par injection intra-veineuse). Nous trouvons inutile d'insister sur la médication employée jusqu'à présent et dont on ne saurait nier les avantages.

En outre Poëhl ayant remarqué que la spermine accélère la nutrition à la condition toutefois que le sang soit alcalin, nous serions tentés de préconiser, pour l'épilepsie, l'injection dans le tissu cellulaire sous-cutané, tous les quatre jours, du serum suivant :

Spermine. . . . . 0,20 à 0,25 c. gr.
Bicarbonate de soude . . . . . q. s.
Urée . . . . ââ 3 p.
Eau stérilisée . . . . 35o p.

Pour les femmes âgées d'au moins quinze ans, nous substituerions l'ovarine à la spermine ; les doses injectées seraient, bien entendu, proportionnelles à l'âge. L'urée active le fonctionnement du rein, et soustrait ainsi de l'organisme l'action néfaste des produits toxiques.

Il ne nous est pas permis actuellement d'affirmer l'efficacité absolue de ces moyens ; nous espérons néanmoins que d'ici peu nous serons à même de fournir des résultats en rapport avec nos espérances.

TABLE DES MATIÈRES

SAINT-AMAND (CHER). — IMPRIMERIE BUSSIÈRE FRÈRES

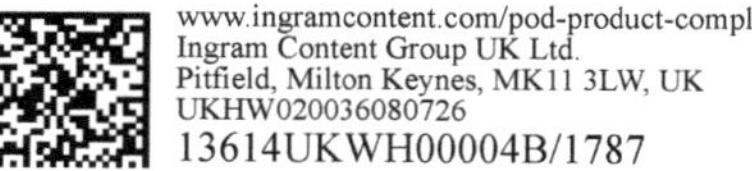

9 782019 247447